BEI GRIN MACHT SICH IHR WISSEN BEZAHLT

- Wir veröffentlichen Ihre Hausarbeit, Bachelor- und Masterarbeit

- Ihr eigenes eBook und Buch - weltweit in allen wichtigen Shops

- Verdienen Sie an jedem Verkauf

Jetzt bei www.GRIN.com hochladen und kostenlos publizieren

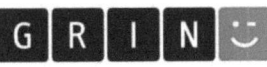

Betriebliche Gesundheitsförderung bei Stressbelastungen. Prävention in verschiedenen Lebensabschnitten

Johannes Storch

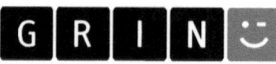

Bibliografische Information der Deutschen Nationalbibliothek:

Die Deutsche Nationalbibliothek verzeichnet diese Publikation in der Deutschen Nationalbibliografie; detaillierte bibliografische Daten sind im Internet über http://dnb.d-nb.de abrufbar.

ISBN: 9783346303639
Dieses Buch ist auch als E-Book erhältlich.

Druck und Bindung: Books on Demand GmbH, Norderstedt Germany
Gedruckt auf säurefreiem Papier aus verantwortungsvollen Quellen

Das vorliegende Werk wurde sorgfältig erarbeitet. Dennoch übernehmen Autoren und Verlag für die Richtigkeit von Angaben, Hinweisen, Links und Ratschlägen sowie eventuelle Druckfehler keine Haftung.

Das Buch bei GRIN: https://www.grin.com/document/960663

Prävention in verschiedenen Lebensabschnitten

Betriebliche Gesundheitsförderung bei Stressbelastungen

Studiengang:Prävention und Gesundheitspsychologie(M.Sc.)

von: Johannes Storch

Inhaltsverzeichnis

Abkürzungsverzeichnis:

BAuA: Bundesanstalt für Arbeitsschutz und Arbeitsmedizin

BGF: Betriebliche Gesundheitsförderung

BGM: Betriebliches Gesundheitsmanagement

GEFA: Gesundheits- und Entwicklungsförderliche Führungsverhaltens-
             Analyse

HAPA: Health Action Process Approach

HBM: Health-Belief-Model

TPB: Theorie des geplanten Handelns

TSST: Trier Social Stress Test

TTM: Transtheoretisches Modell

VDR: Verband deutscher Rentenversicherer

Abbildungsverzeichnis

1. Einleitung

Die Krankenkassen verzeichnen seit 15 Jahren eine Zunahme stressbedingter Krankschreibungen. Von den gut 15 Fehltagen pro Kopf und Jahr entfallen 2,5 Tage auf psychische Beschwerden wie Depressionen, Angst- und Belastungsstörungen. An erster Stelle werden wird die Arbeit als Stressursache genannt, dicht gefolgt von zu hohen Ansprüchen an sich selbst und zu vielen Terminen und Verpflichtungen im Privatleben. Die Beschleunigung des Arbeitslebens durch die Digitalisierung, die Dauererreichbarkeit beruflich und privat, Jobunsicherheit, Zukunftsängste, Konflikte am Arbeitsplatz oder in der Familie, Schichtarbeit, Bewegungsmangel und ungesunde Ernährung sind weitere Faktoren, die ein Leben stressig machen können.

Unternehmen, Berufsgenossenschaften und Krankenkassen haben dieses Problem schon seit vielen Jahren im Blick und wissen, dass die Arbeitgeber wesentlich zur Stressreduktion beitragen können. Deshalb gibt es auch zahlreiche Angebote, gutes Stressmanagement über die Unternehmen an die Mitarbeiter anzubieten. Die Methodenvielfalt um mit Stress besser umzugehen ist riesig, viele Methoden und Ansätze sind wissenschaftlich untersucht.

Ziel der Arbeit ist es, verschieden Möglichkeiten betrieblicher Gesundheitsförderung zum Thema Stress aufzuzeigen. Dazu werden zuerst die Begriffe betriebliches Gesundheitsmanagement, Stress und seiner Erklärungsmodelle, sowie benötigte Ressourcen theoretisch ausgeführt. Im Anschluss an die theoretische Einführung werden verschiedene Varianten betrieblicher Gesundheitsförderung beleuchtet und konkrete Maßnahmen, die Unternehmen ihren Mitarbeitenden zur Stressreduktion anbieten können, vorgestellt. Die vorgestellten Maßnahmen werden durch empirische Studien in ihrer Wirksamkeit untermauert. Abschließend wird in der Diskussion reflektiert, wie umsetzbar die vorgestellten Maßnahmen für Unternehmen sind, wo die Probleme der Evaluation betrieblicher Präventionsmaßnahmen liegen.

2. Betriebliches Gesundheitsmanagement

Betriebliches Gesundheitsmanagement beinhaltet den Aufbau betrieblicher Strukturen und die systematische, zielorientierte Steuerung von Prozessen, um gesundheitsgerechte Arbeitsbedingungen zu schaffen und die Beschäftigten zu einem gesundheitsförderlichen Verhalten zu befähigen. Ziel des BGM ist es, den Gesundheitszustand der Mitarbeitenden zu verbessern, den Krankenstand zu reduzieren und damit die Produktivität zu erhöhen. Das BGM besteht aus drei Bereichen:

- Arbeits- und Gesundheitsschutz (gesetzlich verpflichtend)
- Betriebliches Eingliederungsmanagement (betrieblich verpflichtend)
- Betriebliche Gesundheitsförderung (freiwillig)

Während der Arbeits- und Gesundheitsschutz, sowie das betriebliche Eingliederungsmanagement nach einer längeren Krankheit vom Gesetzgeber geregelt ist, ist die betriebliche Gesundheitsförderung (BGF) eine freiwillige Unterstützung des Unternehmens. Nach der Ottawa-Charta, einem Manifest der ersten internationalen Konferenz zur Gesundheitsförderung (1986), zielt Gesundheitsförderung „auf einen Prozess, allen Menschen ein höheres Maß an Selbstbestimmung über ihre Gesundheit zu ermöglichen und sie damit zur Stärkung ihrer Gesundheit zu befähigen. Um ein umfassendes körperliches, seelisches und soziales Wohlbefinden zu erlangen, ist es notwendig, dass sowohl einzelne als auch Gruppen ihre Bedürfnisse befriedigen, ihre Wünsche und Hoffnungen wahrnehmen und verwirklichen sowie ihre Umwelt meistern bzw. verändern können" (Ottawa-Charta, 1986). Um das zu erreichen, müssen Menschen die Möglichkeit haben, auf die Faktoren, von denen ihre Gesundheit abhängt, Einfluss zu nehmen: „Menschen können ihr Gesundheitspotential nur dann weitestgehend entfalten, wenn sie auf die Faktoren, die ihre Gesundheit beeinflussen, auch Einfluss nehmen können. ... Die Art und Weise, wie eine Gesellschaft die Arbeit, die Arbeitsbedingungen und die Freizeit organisiert, sollte eine Quelle der Gesundheit und nicht der Krankheit sein. Gesundheitsförderung schafft sichere, anregende, befriedigende und angenehme Arbeits- und Lebensbedingungen" (Ulich/Wüsler 2018, S. 3).

Für die betriebliche Gesundheitsförderung bedeutet das, sie

- befasst sich sowohl mit somatischen, wie auch mit psychosozialen Aspekten der Gesundheit
- hat die Aufgabe, die positiven Merkmale der Arbeit, die das Wohlbefinden und die Handlungsfähigkeit der Beschäftigten erhöhen, zu identifizieren und auszugestalten
- muss die Kompetenzen der Mitarbeiter zu erweitern
- soll sowohl verhaltensändernde Angebote, wie auch verhältnisbezogene Maßnahmen einleiten
- schließt alle Mitarbeiter ein und gewährt deren Mitbestimmung an den gesundheitsfördernden Prozessen (vgl. Bamberg et al. 2011, S. 125-127).

2.1. Modelle des Gesundheitsverhaltens

In der Gesundheitspsychologie gibt es unterschiedliche Annahmen darüber, wie und warum Menschen ihr Verhalten ändern. Entsprechend unterschiedlich sind die angebotenen Interventionen.

Kontinuierliche Modelle, wie das Health-Belief-Model (HBM) (vgl. Pieter et al. 2010, S. 301-302) oder die Theorie des geplanten Handelns (TPB) (vgl. Daniel/Jansen 2018, S. 34-36) lassen alle Teilnehmer/innen an den gleichen Interventionen teilnehmen, um sie auf einem angenommenen Kontinuum einer Verhaltenswahrscheinlichkeit zu ihrem neuen, gewünschten Verhalten zu führen. Für betriebliche Gesundheitsförderung sind dynamische Stadienmodelle, wie das transtheoretische Modell (TTM) (vgl. Schütz/Selg/Lautenbacher 2005, S 442), oder das sozial kognitive Prozessmodell gesundheitlichen Handelns (HAPA) (vgl. Schwarzer und Fleig 2014, S. 339-341,) besser geeignet, denn sie bieten für jedes Stadium, in dem sich eine Person in ihrer Verhaltensänderung befindet, maßgeschneiderte Interventionen an, da angenommen wird, dass Interventionen nur dann hilfreich sind, wenn sie an die Bedürfnisse einer Person angepasst sind.

Das sozial kognitive Prozessmodell gesundheitlichen Handelns (HAPA-Modell) kombiniert die Annahmen eines Verhaltens der Prädiktionsmodelle, wie Persönlichkeitsmerkmale, Einstellungen oder der Einfluss des sozialen Umfelds und die Annahmen der Stadien-Modelle, nach denen sich Menschen bezüglich eines Veränderungsvorhabens in verschiedenen Stadien befinden. In den einzelnen Phasen des HAPA-Modells sind unterschiedliche Faktoren wirksam. So machen sich Personen, die der *nicht intentionalen* Phase zugeordnet werden können, nur wenig oder noch keine Gedanken über ihr Verhalten und kennen eventuelle Risiken nicht. In der *intentionalen Phase* haben die Personen den Entschluss gefasst ein Verhalten zu ändern, zeigen jedoch noch keine Handlungsinitiierung. Hier setzt nun die Planung ein, die in Handlungsplanung und Bewältigungsplanung unterschieden wird. Die *aktionale Phase* folgt, sobald ein Zielverhalten initiiert wurde. Jetzt geht es um die Ausführung und die Aufrechterhaltung des angestrebten Verhaltens. In dieser Phase dominieren die Kontrolle der Handlungsausführung und der Schutz gegenüber störenden Einflüssen. Jetzt können konkrete Pläne entwickelt werden, die das Wann, Wo und Wie explizit regeln (vgl. Schwarzer/Fleig 2014, S. 338-339, Schwarzer 2004, S. 90-100).

3. Stress

Stress ist eine Aktivierungsreaktion des Organismus auf Anforderungen und Bedrohungen, auf sogenannte Stressoren. Man unterscheidet drei verschiedene Arten von Stressoren:

1. Physische Stressoren (Lärm, Hitze, Kälte, Verletzungen, schwere körperliche Arbeit, Reizüberflutung).

2. Psychische Stressoren (Versagensängste, Über- und Unterforderung, Fremdbestimmung, Zeitnot, Kontrollverlust).

3. Soziale Stressoren (Konflikte, Isolation, Verlust vertrauter Menschen, Mobbing) (vgl. Litzcke/Schuh 2004, S.14-18).

Einer Studie der Techniker Krankenkasse (2016) zufolge fühlen sich 6 von 10 Deutschen gestresst, sowohl beruflich wie auch privat. Insgesamt nehmen die psychischen Erkrankungen kontinuierlich zu und sind im Vergleich zu den physischen Erkrankungen mit längeren Ausfallzeiten verbunden. Zusätzlich zu den individuellen Konsequenzen der stressbedingten Krankheiten für die Arbeitnehmer, verursacht die krankheitsbedingte Abwesenheit der Beschäftigten auch im Unternehmen Probleme. Neben organisatorischen Problemen, wie z.B. der Vertretung des ausgefallenen Mitarbeiters, sind dies vor allem die erheblichen Kosten. Mit den steigenden Kosten für Arbeitsausfälle durch Erkrankungen, ist für das Unternehmen die Verbesserung und Erhaltung der Gesundheit ihrer Mitarbeiter vermehrt zu einem betrieblichen Thema geworden. Die entsprechenden Bestrebungen zeigen sich vor allem im Auf- und Ausbau der betrieblichen Gesundheitsförderung und des betrieblichen Gesundheitsmanagements (vgl. Kauffeld 2019, S. 310). Ob bei der Arbeit, der Familie oder Freizeitaktivitäten, der Mensch ist im Alltag oft stark gefordert. Wenn die persönlichen Anforderungen ein gewisses Maß überschreiten, kann dies als anstrengend oder belastend empfunden werden. In der Alltagssprache werden die Begriffe „Belastung" und „Beanspruchung" oft synonym mit „Stress" verwendet. Stress wird als ein intensiver unangenehmer Spannungszustand erlebt, der aus der Befürchtung resultiert, dass eine lang andauernde, stark aversive und zeitlich nahe Situation nicht vollständig kontrollierbar ist, deren Vermeidung aber wichtig erscheint. Die Stressoren können dabei sowohl externe, als auch interne Stimuli sein.

Die Belastungen die sich dabei in der Arbeitswelt ergeben, können nach Schönpflug (1987) anhand von sechs Dimensionen unterschieden werden:

8

- nach ihrer Herkunft (Personen- oder Umweltbedingt)
- nach ihrer Qualität (leichte oder starke Belastung)
- nach den Möglichkeiten sie zu beeinflussen
- nach ihrer zeitlichen Struktur (selten oder permanent)
- nach der Art ihrer Auswirkung (physisch oder psychisch) (vgl. Kauffeld 2019, S. 310-311).

3.1 Modelle zur Erklärung von Stress

Wann entsteht Stress, unter welchen Umständen wirken Umweltfaktoren belastend, warum führen Stressoren bei manchen Menschen zu Stress und bei anderen nicht? Die verschiedenen Stressmodelle bieten Erklärungsansätze über die Entstehungsbedingungen von Stress.

3.1.1 Das physiologische Stressmodell

Das Modell von Seyle ist biologisch orientiert und bietet einen reaktionsorientierten Ansatz für das Entstehen von Stress. Seyle definiert Stress als unspezifische Reaktion des Organismus auf jede Art von Anforderung. Unterschiedlichste Faktoren können Stressoren werden und das physiologische „allgemeine Adaptionssystem" auslösen. Dieses System besteht aus drei Phasen:

1. Alarmreaktion: Der Stressor wird erkannt und die Person reagiert mit Anpassung. Im Körper werden vermehrt Adrenalin, Noradrenalin und Kortisol ausgeschüttet.
2. Widerstandsphase: Die Person leistet Widerstand. Bei dieser Gegenreaktion werden die ausgeschütteten Stresshormone wieder abgebaut und der Körper erholt sich.
3. Erschöpfungsphase: Wenn es der Person nicht gelingt, sich auf Grund mangelnder Ressourcen, der Stresseinwirkung zu widersetzen, folgt Erschöpfung. Der Stress dauert über lange Zeit an und die Person kann nicht mehr dagegen ankämpfen. Die körperlichen Anzeichen von nicht

abgebautem, chronischem Stress entsprechen in vielem denen, die auch beim Burnout anzutreffen sind (vgl. Kauffeld 2019, S. 314).

3.1.2 Das Person-Environment-Fit Modell (PE-Fit)

Nach dem PE-Fit Modell (Caplan, 1983) sollte es ein Gleichgewicht zwischen den Ressourcen, über die eine Person verfügt und den Anforderungen, die an sie gestellt werden, geben. Ebenso sollten die Merkmale einer Arbeitsaufgabe den Bedürfnissen der Person entsprechen. Ist das nicht der Fall, führt die Nichtübereinstimmung zwischen gewünschten und vorhandenen Merkmalen (Ressourcen – Anforderung, Bedürfnis – Merkmal) zur Entstehung von Stress. Bei negativer Passung (Anforderung > Ressource, Bedürfnis > Merkmal) wird erwartet, dass die Auswirkungen umso negativer sind, je grösser die Nichtpassung ist. Das PE-Fit Modell bietet einen wichtigen Ansatzpunkt zur Stressprävention. So kann sowohl am Verhalten einer Person wie auch an den Merkmalen der Umwelt angesetzt werden um Stress zu reduzieren oder zu vermeiden (vgl. Kauffeld 2019, S. 320).

3.1.3 Das transaktionale Stressmodell

Ein kognitiver Erklärungsansatz für die Entstehung von Stress stammt von Lazarus (1984). Er stellt die individuellen kognitiven Bewertungsprozesse in den Mittelpunkt, die darüber entscheiden, ob bei einer Person Stresserleben stattfindet, oder nicht. Bei dem transaktionalen Stressmodell werden drei Bewertungsprozesse unterschieden, die primäre Bewertung, die sekundäre Bewertung und die Neubewertung eines Reizes, der potentiell Stress auslösen kann.

Bei der primären Bewertung wird von der betroffenen Person beurteilt, ob der Reiz irrelevant, positiv oder stressend ist. Nur wenn der Reiz stressend ist, wird unter Umständen eine Anpassung des Verhaltens notwendig. Wenn der Reiz als stressend oder bedrohlich empfunden wird, erfolgt eine zweite Einschätzung, die sekundäre Bewertung. Jetzt wird beurteilt, ob die Person über genügend

Ressourcen verfügt, um die Situation zu bewältigen oder nicht. Innerhalb dieses Bewältigungsprozesses kommt es zu einem Bewältigungsverhalten. Je nachdem, ob die Situation erfolgreich gemeistert wurde oder nicht, erfolgt eine Neubewertung des Reizes. Diese Prozesse können sich je nach Situation und Bewältigung mehrmals wiederholen. Nach dem transaktionalen Stressmodell entsteht Stress, wenn eine Situation für die Person bedrohlich ist und sie keine ausreichenden Bewältigungsfähigkeiten besitzt (vgl. Nerdinger et al. 2019, S. 577).

3.2. Folgen von psychischen Belastungen am Arbeitsplatz

Belastende Arbeitsmerkmale können, neben Verringerung der Arbeitszufriedenheit der Mitarbeiter, auch zu weitreichenden gesundheitlichen, physischen wie psychischen, Konsequenzen führen. Depressivität, Absentismus (zeitlich begrenztes Fernbleiben von der Arbeit) und kontraproduktives Arbeitsverhalten (Diebstahl, Mobbing, Drogenmissbrauch) konnten bei Stressbelastungen festgestellt werden. Belastungen der Arbeit können kurz-, mittel- und langfristige Folgen auf physiologischer Ebene, psychischer Ebene und der Verhaltensebene haben.

Ebene		Kurzfristige Reaktionen	Mittel- bis langfristige Reaktionen
Physiologische Ebene		– Herzfrequenzerhöhung, – Blutdrucksteigerung, – Ausschüttung von Stresshormonen (z. B. Adrenalin)	– Psychosomatische Beschwerden, Erkrankungen, – Unzufriedenheit, Resignation, Depression, Ängstlichkeit, – Burnout
Psychische Ebene		– Anspannung, Frustration, Gereiztheit, – Ermüdung, Monotonie, Sättigung	
Verhaltens-ebene	**Individuell**	– Leistungsschwankung, – reduzierte Konzentration, – erhöhte Fehlerquote, – verminderte sensomotorische Koordination	– Vermehrter Konsum von Rauschmitteln wie Nikotin, Alkohol oder Tabletten, – verminderte Motivation, – erhöhte Fehlzeiten, innere Kündigung
	Sozial	– Konflikte, Aggression gegen andere, Mobbing (▶ Exkurs »Mobbing«), – Rückzug innerhalb und außerhalb der Arbeit	

Abb. 1: kurz-, mittel und langfristige Folgen von Belastungen in der Arbeit

Quelle: Kauffeld, 2019, S. 322

Die Kosten für Produktionsausfall und Ausfall an Bruttowertschöpfung aufgrund krankheitsbedingter Arbeitstage lag 2018 bei insgesamt 144,7 Mrd. Euro, die Kosten der psychischen und Verhaltensstörungen lagen mit 22,8 Mrd. Euro an der Spitze (vgl. BAuA 2020, S. 2). Psychische Belastungen führen aber nicht nur zu temporären Krankheiten, sondern auch zu dauerhafter Erwerbsunfähigkeit. Dies zeigt eine Statistik des Verband Deutscher Rentenversicherungsträger (VDR) 2006, nach der die psychischen Erkrankungen die häufigste Ursache einer Frühberentung sind (24,5% bei Männern, 35,5% bei Frauen) (vgl. Robert Koch Institut 2006, S. 15). Als Gründe werden geringe Tätigkeitsspielräume und fehlende Wertschätzung (Ungleichgewicht zwischen Verausgabung und Belohnung) für die arbeitsbedingten psychischen Beschwerden genannt. Die jährlich entstehenden Kosten für Frühberentungen werden auf 10,3 Milliarden Euro geschätzt (vgl. Boedecker et al. 2008, S. 97, Bamberg et al. 2011, S. 26-27). Dieser Trend ist nach Thiehoff (2004) nicht unerwartet, die psychischen Belastungen am Arbeitsplatz nehmen relativ und absolut zu. Ihre Auswirkungen werden in der Zukunft alle anderen wirtschaftlichen Belastungen in Bezug auf Sicherheit und Gesundheit, übertreffen (vgl. Thiehoff 2004, S. 62).

4. Ressourcen

Ressourcen sind „Mittel, die eingesetzt werden können, um das Auftreten von Stressoren zu vermeiden, ihre Ausprägung zu mildern oder ihre Wirkung zu verringern" (Zapf & Semmer, 2004, S. 1041). Das Wohlbefinden der Mitarbeiter hängt eng mit den ihnen zur Verfügung stehenden Ressourcen zusammen. In dem Ansatz der Salutogenese nach Antonovsky wird der Gesundheitszustand eines Menschen wesentlich durch die Grundhaltung des Individuums gegenüber der Welt beeinflusst. Von diesem Grundverständnis hängt ab, wie gut Menschen die ihnen zur Verfügung stehenden Ressourcen zur Aufrechterhaltung oder Stärkung ihrer Gesundheit zu nutzen. Es besteht aus drei Elementen:

- Dem Gefühl der Verstehbarkeit
- Dem Gefühl der Handhabbarkeit und Bewältigbarkeit

- Dem Gefühl der Sinnhaftigkeit bzw. Bedeutsamkeit

Sind diese Bedürfnisse erfüllt, steigt die Wahrscheinlichkeit, dass Menschen ihre gesundheitsförderlichen Vorhaben, wie z.b. Stressverringerung, dauerhaft und erfolgreich umsetzen (vgl. Kickbusch 2006, S. 148-149). Im Arbeitsprozess lassen sich Ressourcen auf verschiedenen Ebenen finden:

- Organisationale Ressourcen: Aufgabenvielfalt, Tätigkeitsspielräume, Qualifikationsnutzung, Lernmöglichkeiten, Partizipationsmöglichkeiten.
- Soziale Ressourcen: Soziale Netzwerke, Unterstützung durch Vorgesetzte, Kollegen und Partner, transformationaler Führungsstil
- Personale Ressourcen: Zukunftsorientiertheit, flexible Bewältigungsstile, Selbstregulationsfähigkeit, Hardiness, Selbstwirksamkeitsüberzeugung, Kontrollüberzeugung, Erholungsfähigkeit (vgl. Bamberg et al. 2011, S. 29).

Die wichtigsten Ressourcen in der betrieblichen Gesundheitsförderung sind personale Ressourcen wie die *internale Kontrollüberzeugung* seine Gesundheit durch sein eigenes Verhalten beeinflussen zu können, die *Selbstwirksamkeitsüberzeugung* mit den vorhandenen Kompetenzen und Fertigkeiten Probleme lösen zu können und dem *Optimismus*, einer stabilen und konsistenten Überzeugung, dass sich die Dinge zum Guten wenden (vgl. Ulich/Wülser 2018, S. 43). *Soziale Unterstützung* spielt eine wichtige Rolle als soziale Ressource für den Schutz und die Förderung des individuellen Wohlbefindens und der Gesundheit. Soziale Unterstützung ist aber nur dann hilfreich, wenn sie auf die spezifischen Belastungen abgestimmt und hilfreich ist. So kann beispielsweise emotionale Unterstützung kurzfristig entlastend sein, aber auf Dauer wäre z.B. eine technische Unterstützung hilfreicher. Soziale Unterstützung kann auch negative Effekte mit sich bringen, wenn sie inadäquat ist, die Unterstützungserwartung enttäuscht, ein Übermaß an Unterstützung erfahren wird, die Hilfeleistung misslingt, die Abhängigkeit vom Unterstützer erhöht oder eine Gegenleistung für die Hilfe erwartet wird (vgl. Baumann et al:

1998, S. 103). Auf organisationaler Ebene sind als Ressourcen der *Tätigkeitsspielraum*, der sich Handlungs-, Gestaltungs-, und Entscheidungsspielraum zusammensetzt, sowie das *Konzept der vollständigen Aufgabe* zu nennen. Eine Untersuchung von Rudolph (1986) konnte zeigen, dass Krankenstand, Krankheitsdauer und gesundheitliche Beschwerden in dem Maß zurückgingen, wie die Vollständigkeit der Arbeitstätigkeiten anstieg.

5. Varianten der betrieblichen Gesundheitsförderung

Es gibt verschiedene Ansätze betriebliche Gesundheitsförderung im Unternehmen anzuwenden. Sie unterscheiden sich in Komplexität, Aufwand und Eingriff in die Organisationsstruktur.

5.1 Verhaltensbezogene Gesundheitsförderung

Als verhaltensbezogenen gesundheitsfördernde Maßnahmen werden Aktionen bezeichnet, die sich auf das individuelle Gesundheitsverhalten der Mitarbeiter beziehen. Ziel ist es, die Gesundheit und Leistungsfähigkeit einzelner Personen zu fördern. Die erzielten Effekte wirken meist kurz- bis mittelfristig, als mögliche Interventionen sind Bewegungsprogramme, Rückenschulen, Ernährungs-beratungen und Stressmanagementtrainings zu nennen. In einem Review von Goldgruber und Ahrens (2009) über die Wirksamkeit betrieblicher Gesundheitsförderung und Primärinterventionen, zeigen 68,6 Prozent der verhaltensbezogenen Interventionen Effekte, für 25,7 Prozent dieser Interventionen liegt starke Evidenz vor (vgl. Goldgruber/Ahrens 2009, S. 93). Verhaltensbezogene BGF ist relativ leicht umzusetzen, die Anforderungen an die Organisationen sind niedrig und die Verantwortung für die Gesundheit bleibt bei den einzelnen Mitarbeitern (vgl. Goldgruber 2012, S. 163).

15

5.2 Verhältnisbezogene Gesundheitsförderung

Verhältnisbezogene BGF ist auf Arbeitssysteme und Personengruppen bezogen, sie soll nicht individuelles, sondern organisationales Verhalten beeinflussen. Die Aktionen haben ihren Fokus auf dem Arbeitsplatz, der Arbeitsorganisation und den Arbeitsbedingungen. Sie soll ein positives Selbstwertgefühl, Koheränzerleben, Selbstwirksamkeit, internale Kontrolle und Motivation der Mitarbeiter fördern. Die erzielten Effekte von verhältnisbezogener BGF sind langfristig, als mögliche Interventionen sind Arbeitszeitgestaltung, Gruppenarbeit, vollständige Aufgaben und gesunde Ernährungsangebote in der Kantine möglich. Der Aufwand für die Unternehmen ist deutlich höher als bei verhaltensbezogener BGF und erfordert die Bereitschaft zu strukturellen Veränderungen innerhalb der Organisation (vgl. Goldgruber 2012, S. 164).

Wenn Unternehmen die Stressbelastung ihrer Mitarbeiter reduzieren wollen, haben sie, wie im Vorfeld beschrieben, verschiedene Möglichkeiten. Sie können direkt bei dem Gesundheitsverhalten der Mitarbeitenden ansetzen und mit unterschiedlichen Stressmanagementinterventionen Hilfe anbieten. Diese Maßnahmen sind schnell und einfach umzusetzen und können kurz- bis mittelfristig zur Stressreduktion beitragen. Deutlich nachhaltiger und langfristiger wirken Maßnahmen gegen Stressbelastung im Betrieb, wenn Arbeitsplatz, Arbeitsorganisation, Arbeitsbedingungen und Arbeitszeitgestaltung den Bedürfnissen der Mitarbeiter angepasst werden. Allerdings sind diese Maßnahmen nicht in allen Unternehmen gleich gut umsetzbar, sie erfordern eine Umstrukturierung der Organisation und sind sehr aufwändig. Im Folgenden werde ich verschiedene Maßnahmen vorstellen, die zur Stressreduzierung in Unternehmen beitragen können.

5.3 Betriebliche Maßnahmen zur Stressreduktion

5.3.1 Sport

Dass Sport und Bewegung eine stressreduzierende Wirkung haben, zeigen verschiedene empirische Studien (vgl. Klaperski 2017, Klaperski et al. 2012, Gerber/Phüse 2009). Wie kommt es zu dieser stressregulierenden Wirkung, welche psychologischen und biologischen Mechanismen liegen ihr zugrunde? Das Modell der stressregulativen Wirkweisen der körperlichen Aktivität nimmt an, dass Sport und Bewegung an unterschiedlichen Stellen Einfluss nehmen kann, stressreduzierend, ressourcenstärkend, reaktionsverringernd und gesundheitsstärkend. Ressourcenstärkung (z.B. Selbstwirksamkeit, soziale Unterstützung) und Reaktionsverringerung (kognitiv, affektiv, behavioral, biologisch) sind die hauptsächlichen Wirkmechanismen, die eine abpuffernde Wirkung auf die gesundheitsschädlichen Folgen von Stress haben. Dies konnte eine Studie von Klaperski et al. 2014 zeigen, in der die Versuchspersonen einem 12-wöchigen Ausdauertraining unterzogen wurden. Im anschliessenden Trier Social Stress Test (TSST) (vgl. Kirschbaum et al. 1993) zeigten sich deutlich niedrigere Cortisolwerte, als im Test vor der Intervention (vgl. Fuchs/Klaperski 2018, S. 206-209).

Eine stresspuffernde Wirkung findet auch durch Ressourcenstärkung statt, wie das Selbstwirksamkeitserleben und die soziale Unterstützung. Die Stärkung der Selbstwirksamkeit wurde in unterschiedlichen Studien festgestellt, z.B. der Effekt von Sport und Bewegung auf das Vertrauen in die eigene sport- und Bewegungskompetenz (McAuley et al. 1991), oder den Effekt von Sport und Bewegung auf das Vertrauen in die Fähigkeit, trotz schwieriger Bedingungen an der geplanten Tätigkeit dranzubleiben (Levy/Ebbeck 2005). Die soziale Unterstützung anderer in Sportgruppen (z.B. Ermutigung, Trost, Verständnis, Vorbildanreize, Impulse zum Mitmachen und praktische Informationen), stärken das Erleben von Gruppenzugehörigkeit und Zusammenhalt. So zeigt eine Studie von Gillison et al. (2009), einen Zusammenhang zwischen Sportteilnahme und sozialem Wohlbefinden (vgl. Fuchs/Klaperski 2018, S. 214-215).

Auf körperlicher Ebene können Sport und Bewegung zu geringeren Stressreaktionen führen (z.b. geringerer Anstieg der Herzfrequenz, des Blutdrucks, des Kortisol Levels) und Sporttreibende scheinen sich auch schneller von akuten Stressbelastungen zu erholen (vgl. Rimmele et al 2007, S.627). Eine Erklärung für diese Veränderung liefert die Cross-Stressor-Adaptionshypothese in der angenommen wird, dass bei Personen, die regelmäßig Sport treiben, die physiologische Stressreaktivität nicht nur bei sportlichen Anstrengungen, sondern auch bei kognitiven Anforderungen (arbeiten unter Zeitdruck) oder bei psychosozialen Belastungen geringer ausfällt (vgl. Gerber 2018, S. 256-257).

Sport scheint somit eine gute Maßnahme zu sein, um Stress zu reduzieren. Allerdings sind nicht alle Menschen gleich sportlich und Sport kann auch zusätzlichen Stress auslösen. Welche Art der Bewegung und Aktivität Menschen am liebsten ausüben, sollten sie deshalb selbst entscheiden. Sport und Bewegung in Gruppen fördert das Selbstwirksamkeitserleben und die erlebte soziale Unterstützung, was auch erheblich zur Stressreduktion beitragen kann. Je nach Grösse des Unternehmens bieten sich firmeninterne Sport-, Lauf- und Bewegungsgruppen an, oder eine Kooperation mit einem örtlichen Fitnessstudio.

5.3.2 Achtsamkeit, Entspannung, Meditation, Yoga

In einer Metaanalyse von 29 kontrollierten Studien über Stressinterventionen bei Studenten konnten Regehr et al. (2013) zeigen, dass kognitive Techniken, Verhaltens- und Achtsamkeitstechniken Stresssymptome wie Angst, Depression und die Kortisolwerte im Speichel signifikant reduzieren konnten. Die angewandten und untersuchten Techniken waren u.a.:

- MBSR: Mindfulness-Based Stress Reduction nach Kabat-Zinn (1982)
- Entspannung und progressive Muskelentspannung
- CBSM: Cognitive-Behavioral Stress Management

- TM: Transcendental Meditation
- EMDR: Eye Movement Desensitization and Reprocessing

Nosaka und Okamura (2015) untersuchten, ob täglich praktiziertes Yoga Einfluss auf das Stressempfinden hat. Hierzu wurden 43 Mitarbeiter einer Schule in die Theorie des Yoga eingeführt und in verschiedenen Praktiken geschult. Nach 3 Monaten täglichen Trainings konnten eine signifikante Steigerung der Ruhe, des Wohlbefindens und der Fröhlichkeit sowie eine Reduzierung der physischen und psychischen Stresssymptome erzielt werden.

Taren et al. (2015) untersuchten, ob Meditation den empfundenen Stress vermindern kann und ob sich das in der Amygdala, der Teil des limbischen Systems der wesentlich an der Verarbeitung von emotionalen Bewertungen und Stress beteiligt ist, nachweisen lässt. Die Studie zeigte, dass schon ein 3-tägiges Entspannungstraining einen stressabbauenden Effekt hat und somit die stressbedingten gesundheitlichen Folgen lindern kann.

Eine Studie von de Vibe et al. (2013) konnte zeigen, dass die psychischen Belastungen bei Medizin- und Psychologiestudenten durch ein 7-wöchiges MBSR-Programm (Mindfulness-Based Stress Reduction nach Kabat-Zinn) signifikant gesenkt werden konnten, sowie eine moderate Steigerung des subjektiven Wohlbefindens erreicht wurde. Da Programm bestand aus körperlichen und geistigen Übungen zur Steigerung der Achtsamkeit, didaktischem Unterricht in Achtsamkeit, Stress und Stressmanagement, sowie einem Gruppenprozess um Reflexionen über das Üben von Achtsamkeit zu erleichtern.

Achtsamkeit, Yoga, Meditation und Entspannungstechniken können nicht nur die subjektiv empfundenen Stressbelastungen mindern, sondern auch biologische Strukturen so verändern, dass die stressbedingten gesundheitlichen Folgen reduziert werden. Für Unternehmen mit Stressbelastungen am Arbeitsplatz kann deshalb eine mögliche Maßnahme sein, seinen Mitarbeitern Zugang zu Yoga- oder Meditationskursen oder anderen Entspannungstechniken zu verschaffen.

5.3.3 Führungskompetenzen zum Stressabbau

Mitarbeiterführung als gesundheitsrelevanter Faktor rückt in der betrieblichen Gesundheitsförderung zunehmend in den Vordergrund. Mit der Gesundheits- und Entwicklungsförderliche Führungsverhaltens-Analyse (GEFA) liegt ein Instrument vor, mit der die Einflüsse des Führungsverhaltens auf die Gesundheit der Mitarbeiter gemessen werden kann.

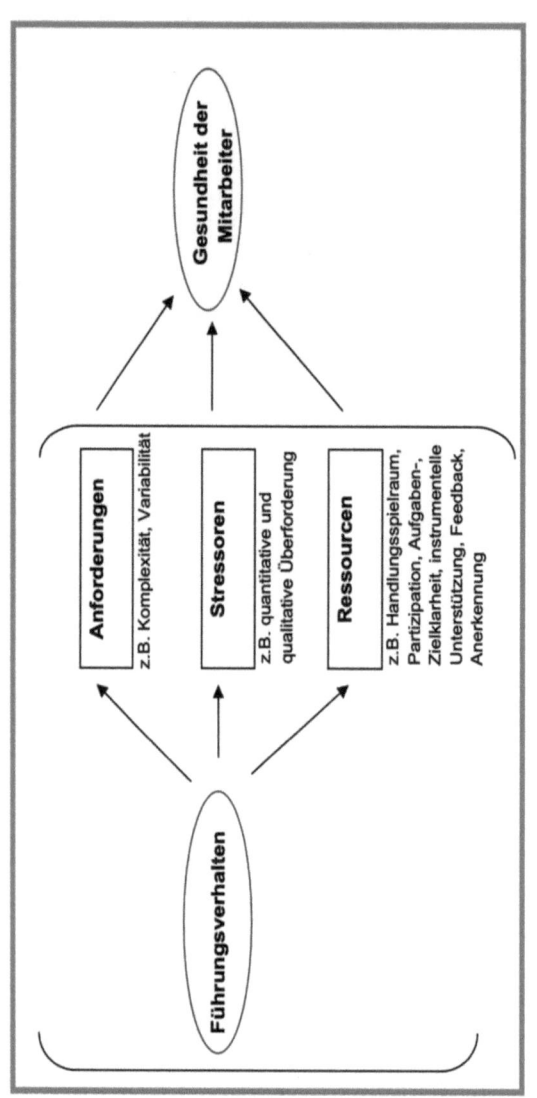

Abb. 2: Theoretisches Rahmenmodell zur Erfassung gesundheits- und entwicklungsförderlichen Führungsverhaltens

Quelle: Vincent 2012, S. 44

21

Die einzelnen Faktoren, die beeinflusst werden können, sind:

- Anforderungen: Die Führungskraft kann durch die Delegation von komplexen Aufgaben und Verantwortung den Mitarbeitern die Möglichkeit geben, ihre Kompetenzen im Rahmen der Tätigkeiten weiterzuentwickeln. Im Sinne des Person-Environment-Fit-Modells soll darauf geachtet werden, dass die Anforderungen die Person nicht überfordert, sondern angemessen ist.
- Stressoren: Stressoren können quantitative und qualitative Über- oder Unterforderungen sein, wie Monotonie, psychische Fehlbeanspruchung oder Zeitdruck.
- Ressourcen: Ein wichtiger Belastungsfaktor nach Zapf und Semmer (2004) die Regulationsunsicherheit dar, die entsteht, wenn nicht klar ist, ob das Arbeitsziel erreicht werden kann. Dem kann die Führungskraft entgegenwirken, indem sie auf eine gute Passung zwischen der Aufgabenanforderung und der Mitarbeiterfähigkeit achtet, den Mitarbeiter bei Bedarf unterstützt, für Rollenklarheit und Transparenz sorgt, zeitnah Rückmeldung gibt und die Partizipationsmöglichkeiten der Mitarbeiter erhöht (vgl. Vincent 2012, S. 45-46).

In einer Metaanalyse konnten Gregersen et al. (2011) anhand 42 Publikationen einen Zusammenhang zwischen Führungsverhalten und der Gesundheit von Mitarbeitern aufzeigen:

- Führungsbezogene Stressoren wie Ungeduld des Vorgesetzten, beleidigendes Verhalten und Konflikte mit dem Vorgesetzten, führen zu Arbeitsunzufriedenheit, Erschöpfung und einer Erhöhung der Fehlzeiten im Betrieb.
- Soziale Unterstützung durch Vorgesetzte haben einen positiven Einfluss auf die Arbeitszufriedenheit und die psychische Gesundheit der Mitarbeiter. Weitere Ressourcen für Mitarbeiter sind Rollenklarheit,

Kontrollspielräume, Mitbestimmungs- und Beteiligungsmöglichkeiten, sowie Anerkennung und Wertschätzung durch den Vorgesetzten.

- Transformationale Führung zeigt einen positiven Zusammenhang mit Arbeitszufriedenheit, reduziert Stresssymptome und Burnout und erhöht die Bedeutung der Arbeit für Mitarbeitende, was sich positiv auf ihre Gesundheit auswirkt (vgl. Gregersen et al. 2011, S. 5-6).

Gesunde Führung zeigt sich in der personalen, direkten Führung und beinhaltet sowohl die Selbstführung als auch die Mitarbeiterführung. Sie zeichnet sich durch gesundheitsförderliches Führungsverhalten, gesundheitsbezogene Achtsamkeit und den hohen Stellenwert aus, der Gesundheit im Arbeitskontext eingeräumt wird. Voraussetzung für gesunde Führung ist eine Gesundheitskultur und die organisationale Unterstützung, sowie die entsprechende Motivation und Achtsamkeit der Führungskräfte. Diese zeigt sich in der Wertschätzung der Mitarbeiter, der vorbildhaften Selbstführung, der Kommunikationsfähigkeit (Feedback geben, kritikfähig sein), der Ganzheitlichkeit (umfassende Beachtung der Mitarbeiterinteressen und Unternehmensziele) und der Achtsamkeit gegenüber der eigenen Person und der Umgebung (vgl. Möltner et al. 2016, S. 7-13).

Die Führungskraft übernimmt somit die Rolle eines begleitenden Unterstützers und Ermöglichers. Sie erkennt die Ressourcen ihrer Mitarbeiter, fördert deren Weiterentwicklung und überträgt ihnen die passenden Aufgaben. Dabei entwickelt sie sich auch selbst weiter, als Teil eines Entwicklungs-Prozesses. Dies stärkt die Eigenverantwortlichkeit der Mitarbeiter und fördert damit Sinn, Initiative und Zufriedenheit. Der Einfluss von Führung auf die Gesundheit der Mitarbeiter ist aus organisationaler Sicht indirekt und wirkt mittel- bis langfristig. Trotzdem ist es ein Hebel, der die Unternehmenskultur nachhaltig positiv beeinflussen kann. Führungsstile sind nur begrenzt trainierbar, deshalb ist es empfehlenswert, durch geeignete Personalauswahl die Mitarbeiterführung durch gesundheitsförderliche und unterstützende Organisationsgestaltung zu verbessern.

6. Diskussion

In der vorliegenden Arbeit wurden das betriebliche Gesundheitsmanagement, Stressbelastungen am Arbeitsplatz und die Möglichkeiten der Unternehmen, diesen Belastungen entgegenzuwirken, beleuchtet. Die vorgestellten Konzepte, Stressbelastungen bei den Mitarbeitern zu reduzieren, sind nur ein Ausschnitt aus den vielen, auf dem Markt angebotenen, Interventionen. Die Ergebnisse der vorgestellten Studien zeigen zwar eine positive Korrelation mit einer Stressreduzierung, lassen jedoch keine kausalen Schlüsse zu. Viele Studien stützen ihre Ergebnisse auf die Selbstauskunft ihrer Probanden, bezüglich ihres Wohlbefindens oder verringertem Stressempfinden. Hier sollten weitere Interventionen untersucht werden, die auch physiologische und biologische Veränderungen aufzeigen.

Unternehmen müssen sich nicht nur aufgrund gesetzlicher Vorgaben um die Gesundheit ihrer Mitarbeiter kümmern, sondern auch aus eigenem Interesse dafür sorgen, dass diese möglichst gesund bleiben. Dadurch können sie die Leistungsfähigkeit ihrer Beschäftigten erhalten, wenig Ausfallzeiten durch Krankheit bezahlen und ihre Arbeitszufriedenheit und -motivation fördern, um erfolgreich zu sein. Das Betriebliche Gesundheitsmanagement beinhaltet somit die bewusste Steuerung und Integration aller betrieblichen Prozesse mit dem Ziel, die Gesundheit und Leistungsfähigkeit aller Beschäftigten zu erhalten und zu fördern. Einige Maßnahmen sind gesetzlich geregelt und als Gebote oder Verbote im betrieblichen Arbeitsablauf festgeschrieben, die betriebliche Gesundheitsförderung ist jedoch ein freiwilliges Angebot, dass Unternehmen anbieten können und die Mitarbeitenden annehmen können. Unter diese freiwilligen Leistungen fallen auch die betrieblichen Ansätze zur Stressreduktion, sofern sie nicht physischer Natur sind, wie Lärm, Hitze, Kälte, schwere körperliche Arbeit oder Reizüberflutung.

Die vorgestellten Konzepte bedeuten für Unternehmen einen erhöhten Organisations- und Kostenaufwand, ohne die Sicherheit, dass die Mitarbeitenden diese Maßnahmen auch annehmen und dies zum gewünschten Erfolg führen. Diese Unsicherheit bezüglich der Wirksamkeit von solchen Interventionen spiegelt sich auch in den Studien wieder, die ihre Untersuchungen an Freiwilligen durchführt. Die Wirksamkeit der verschiedenen Maßnahmen scheint zwar gut belegt, aber eben nur an freiwilligen Personen, die sich von den Angeboten eine Verbesserung ihres Wohlbefindens versprechen. Nur wenn ein Großteil der Mitarbeiter eines Unternehmens an stressreduzierenden Interventionen teilnehmen würden, ließe sich eine realistische Einschätzung über die Wirksamkeit der einzelnen Methoden darstellen.

Unternehmen, die auf die Gesundheit ihrer Mitarbeitenden Wert legen, haben eine große Auswahl an Maßnahmen, um den Stress am Arbeitsplatz zu reduzieren. In wie weit diese Angebote angenommen werden und damit auch zum Erfolg führen, liegt allerdings nicht in ihrer Hand. Hohe Fehlzeiten und hohe Fluktuation können ein Zeichen sein, sich diesem Thema stellen zu müssen.

6. Literaturverzeichnis

Argyris Ch., Schön D.A.: Die lernende Organisation. Grundlagen, Methode, Praxis. Schäffer-Poeschel Verlag. Stuttgart 2018

Bamberg, E., Ducki, A., Metz A-M.: Gesundheitsförderung und Gesundheitsmanagement in der Arbeitswelt. Hogrefe Verlag. Göttingen 2011

BAuA: https://www.baua.de/DE/Themen/Arbeitswelt-und-Arbeitsschutz-im-Wandel/Arbeitsweltberichterstattung/Kosten-der-AU/pdf/Kosten-2018.pdf?__blob=publicationFile&v=3 (abgerufen: 23. 10. 2020)

Baumann, U., Humer, K., Lettner, K. & Thiele, C.: Die Vielschichtigkeit von sozialer Unterstützung. In S. Margraf, J. Siegrist & S. Neumer (Hrsg.), Gesundheits- oder Krankheitstheorie? Saluto- versus pathogenetische Ansätze im Gesundheitswesen. Springer. Berlin 1998

Boedecker W., Friedel H., Friedrichs M., Röttger Ch.: The impact of work on morbidity-related retirement. J Public Health 16, 97–105 (2008). https://doi.org/10.1007/s10389-007-0146-9

Caplan, R. D.: Person-Environment Fit. Past, Present and Future. In C. L. Cooper (Hrsg.), Stress Research (S. 35–78). Chichester. Wieley 1983

Daniel S., Jansen L.: Grundlagen der Gesundheitspsychologie. Studienbrief SRH 1043-02. 2. Auflage. Riedlingen 2018

Fuchs R., Klaperski, S.: Stressregulation durch Sport und Bewegung. In R. Fuchs & M. Gerber (Hrsg.), Handbuch Stressregulation und Sport. Springer. Heidelberg 2018

Gerber M.: Physiologische Wirkmechanismen des Sports unter Stress. In R. Fuchs & M. Gerber (Hrsg.), Handbuch Stressregulation und Sport. Springer. Heidelberg 2018

Gerber, M., & Pühse, U. (2009). Do exercise and fitness protect against stress-induced health complaints? A review of the literature. Scandinavian Journal of Public Health, 37, 801–819.

Gillison, F., Skevington, S., Sato, A., Standage, M., & Evangelidou, S. (2009). The effects of exercise interventions on quality of life in clinical and healthy populations: A meta-analysis. Social Science & Medicine, 68, 1700–1710.

Goldgruber, J., Ahrens, D. Gesundheitsbezogene Interventionen in der Arbeitswelt. Praev Gesundheitsf 4, 83 (2009). https://doi.org/10.1007/s11553-008-0155-8

Goldgruber, J.: Organisationsvielfalt und betriebliche Gesundheitsförderung. Eine explorative Untersuchung. Gabler Verlag. Springer Fachmedien. Wiesbaden 2012

Gregersen, S.; Kuhnert, S.; Zimber, A.; Nienhaus, A.: Führungsverhalten und Gesundheit - Zum Stand der Forschung. Gesundheitswesen, 73, 3-12 2011

Kabat-Zinn, J., 1982. An outpatient program in behavioral medicine for chronic pain patients based on practice of mindfulness meditation: theoretical considerations and preliminary results. General Hospital Psychiatry 4, 33–47.

Kauffeld S.: Arbeits-, Organisations- und Personalpsychologie. 3. Auflage. Springer Verlag. Heidelberg 2019

Kickbusch, I.: Die Gesundheitsgesellschaft. Megatrends der Gesundheit und deren Konsequenzen für Politik und Gesellschaft. Verlag für Gesundheitsförderung. Gamburg 2006

Kirschbaum, C., Pirke, K. M., & Hellhammer, D. H. (1993). The "Trier Social Stress Test" : A tool for investigating psychobiological stress responses in a laboratory setting. Neuropsychobiology, 28, 76–81.

Klaperski, S.: Exercise, stress, and health: The stress-buffering effect of exercise. In R. Fuchs & M. Gerber (Hrsg.), Handbuch Stressregulation und Sport. Springer. Heidelberg 2018

Klaperski, S., von Dawans, B., Heinrichs, M., & Fuchs, R. (2014). Effects of a 12-week endurance training program on the physiological response to psychosocial stress in men: A randomized controlled trial. Journal of Behavioral Medicine, 37, 1118–1133.

Klaperski, S., Seelig, H., & Fuchs, R. (2012). Sportaktivität als Stresspuffer. Zeitschrift für Sportpsychologie, 19, 80–90.

Lazarus, R. S., Folkman, S.: Stress, appraisal and coping. Springer. New York 1984

Levy, S., & Ebbeck, V. (2005). The exercise and self-esteem model in adult women: The inclusion of physical acceptance. Psychology of Sport and Exercise, 6, 571–584.

McAuley, E., Courneya, K., & Lettunich, J. (1991). Effects of acute and long-term exercise on self-efficacy responses in sedentary, middle-aged males and females. The Gerontologist, 31, 534–542.

Meifert M., Kesting M. (Hrsg.): Gesundheitsmanagement im Unternehmen. Konzepte – Praxis – Perspektiven (S. 57-77). Springer. Berlin 2004

Möltner H., Benkhofer S., Hülsbeck M.: Gesunde Führung. Begleitstudie zur Mindful Leadership Konferenz. Universität Witten/Herdecke. Witten 2016

Nerdinger F. W., Blickle G., Schaper N.: Arbeits- und Organisationspsychologie. 4., vollständig überarbeitete Auflage. Springer-Verlag. Berlin 2019

Nosaka M., Okamura H.: A Single Session of an Integrated Yoga Program as a Stress Management Tool for School Employees: Comparison of Daily Practice and Nondaily Practice of a Yoga Therapy Program. J Altern Complement Med.

2015 Jul;21(7):444-9. doi: 10.1089/acm.2014.0289. Epub 2015 Jun 12. PMID: 26069902.

Regehr C., Glancy D., Pitts A.: Interventions to reduce stress in university students: a review and meta-analysis. Journal of Affective Disorders 2013; 148(1): 1-11.

Renneberg B. / Hammelstein P.: Gesundheitspsychologie. Springer Medizin Verlag Heidelberg. 2006

Rimmele, U., Zellweger, B., Marti, B., Seiler, R., Mohiyeddini, C., Ehlert, U., & Heinrichs, M. (2007). Trained men show lower cortisol, heart rate and psychological responses to psychosocial stress compared with untrained men. Psychoneuroendocrinology, 32, 627–635.

Robert Koch Institut: Gesundheitsbedingte Frühberentung. Heft 30. Mai 2006

Rudolph, E.: Verfahren zur objektiven Analyse, Bewertung und Gestaltung von Arbeitstätigkeiten mit überwiegend geistigen Anforderungen. Dissertation. Dresden: Technische Universität 1986.

Santos-Ruiz A., Robles-Ortega H., Pérez-García M., Peralta-Ramírez MI.: Effects of the Cognitive-Behavioral Therapy for Stress Management on Executive Function Components. Span J Psychol. 2017 Feb 13;20:E11. doi: 10.1017/sjp.2017.10. PMID: 28190412.

Schwarzer, R., Fleig, L.: Von der Risikowahrnehmung zur Änderung des Gesundheitverhaltens. Zbl Arbeitsmed 2014, 64:338-341. Springer-Verlag, Berlin Heidelberg 2014

Schwarzer R.: Psychologie des Gesundheitsverhaltens. 3., überarbeitete Auflage. Hogrefe. Göttingen 2004

Schütz A. / Selg H. / Lautenbacher S.: Psychologie, Eine Einführung in ihre Grundlagen und Anwendungsfelder. 3. vollständig überarbeitete und erweiterte Auflage. Kohlhammer. Stuttgart 2005

Taren AA., Gianaros PJ., Greco CM., Lindsay EK., Fairgrieve A., Brown KW., Rosen RK., Ferris JL., Julson E., Marsland AL., Bursley JK., Ramsburg J., Creswell JD.: Mindfulness meditation training alters stress-related amygdala resting state functional connectivity: a randomized controlled trial. Soc Cogn Affect Neurosci. 2015 Dec;10(12):1758-68. doi: 10.1093/scan/nsv066. Epub 2015 Jun 5. PMID: 26048176; PMCID: PMC4666115.

Techniker Krankenkasse: TK-Stressstudie 2016. https://www.tk.de/resource/blob/2026630/9154e4c71766c410dc859916aa7982 17/tk-stressstudie-2016-data.pdf (abgerufen 28.10.2020)

Thiehoff, R.: Wirtschaftlichkeit des betrieblichen Gesundheitsmanagements – Zum Return on Investment der Balance zwischen Lebens- und Arbeitswelt. In

Ulich E., Wülser M.: Gesundheitsmanagement in Unternehmen. Arbeitspsychologische Perspektiven. 7. Auflage. Springer Gabler. Wiesbaden 2018

de Vibe, M., Solhaug, I., Tyssen, R. et al.: Mindfulness training for stress management: a randomised controlled study of medical and psychology students. BMC Med Educ **13**, 107 (2013). https://doi.org/10.1186/1472-6920-13-107

Vincent, S. Analyseinstrument für gesundheits- und entwicklungsförderliches Führungsverhalten: eine Validierungsstudie. Z. Arb. Wiss. **66**, 41–60 (2012). https://doi.org/10.1007/BF03373859

Zapf, D.; Semmer, N.: Stress und Gesundheit in Organisationen. In H. Schuler (Hrsg.): Enzyklopädie der Psychologie: Organisationspsychologie (Bd. 3, S. 1007- 1112). Hogrefe. Göttingen 2004

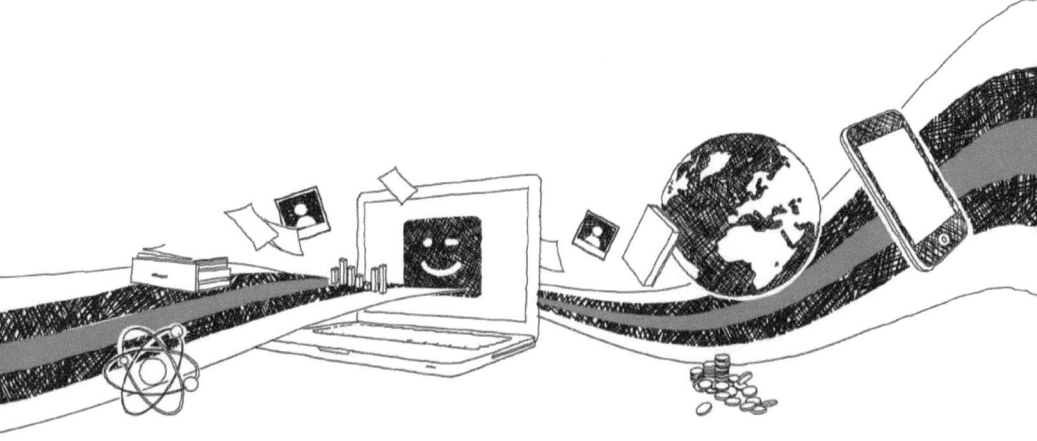
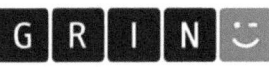